91 Recetas de Comidas Y Jugos Para Controlar Su Apetito Luego de Dejar De Fumar:

Comidas Inteligentes y Llenadoras Que Complementarán Una Dieta Saludable

Por

Joe Correa CSN

DERECHOS DE AUTOR

Esta publicación está diseñada para proveer información precisa y autoritaria respecto al tema en cuestión. Es vendido con el entendimiento de que ni el autor ni el editor están envueltos en brindar consejo médico. Si éste fuese necesario, consultar con un doctor. Este libro es considerado una guía y no debería ser utilizado en ninguna forma perjudicial para su salud. Consulte con un médico antes de iniciar este plan nutricional para asegurarse que sea correcto para usted.

RECONOCIMIENTOS

Este libro está dedicado a mis amigos y familiares que han tenido una leve o grave enfermedad, para que puedan encontrar una solución y hacer los cambios necesarios en su vida.

91 Recetas de Comidas Y Jugos Para Controlar Su Apetito Luego de Dejar De Fumar:

Comidas Inteligentes y Llenadoras Que Complementarán Una Dieta Saludable

Por

Joe Correa CSN

CONTENIDOS

ACERCA DEL AUTOR

Luego de años de investigación, honestamente creo en los efectos positivos que una nutrición apropiada puede tener en el cuerpo y la mente. Mi conocimiento y experiencia me han ayudado a vivir más saludablemente a lo largo de los años y los cuales he compartido con familia y amigos. Cuanto más sepa acerca de comer y beber saludable, más pronto querrá cambiar su vida y sus hábitos alimenticios.

La nutrición es una parte clave en el proceso de estar saludable y vivir más, así que empiece ahora. El primer paso es el más importante y el más significativo.

INTRODUCCIÓN

91 Recetas de Comidas Y Jugos Para Controlar Su Apetito Luego de Dejar De Fumar: Comidas Inteligentes y Llenadoras Que Complementarán Una Dieta Saludable

Por Joe Correa CSN

Los antojos no son un misterio. Los médicos y nutricionistas concuerdan en que el tipo de comida que ingiere determina la cantidad de antojos que tiene. Comidas integrales y saludables con abundantes frutas, vegetales, frutos secos y semillas, han sido probadas para reducir los antojos. Los carbohidratos saludables llenos de fibra y azúcar natural mantendrán sus niveles de glucosa apropiados y su apetito bajo control.

La mejor manera de ayudar a su cuerpo a retomar el camino después de haber dejado de fumar es planificar cuidadosamente su nutrición. Las opciones sabias de alimentos, los planes de comidas cuidadosamente planeados y algunos nutrientes adicionales a través del jugo ayudarán a reducir sus antojos y facilitar el proceso de desintoxicación.

Este libro es una fantástica colección de recetas de comidas y jugos que lo ayudarán a controlar su alimentación después de haber dejado de fumar. Las recetas en este libro se basan en poderosos ingredientes naturales que tienen la capacidad de desintoxicar su cuerpo y limpiar todo su organismo. Estos jugos sanos y comidas deliciosas le darán la fuerza necesaria que necesita para mantenerse alejado de los cigarrillos de una vez por todas. Tómese unos minutos cada mañana para preparar uno de estos jugos espectaculares. ¡Empieza ahora!

Comience hoy y vea los resultados que estas recetas pueden tener en su vida.

91 RECETAS DE COMIDAS Y JUGOS PARA CONTROLAR SU APETITO LUEGO DE DEJAR DE FUMAR

Comidas

1. Yogurt Griego con Arándanos agrios

Ingredientes:

1 ½ taza de Yogurt Griego

1 banana grande

¼ taza de arándanos agrios

1 cucharadita de azúcar de vainilla

1 cucharada de miel

Preparación:

Pelar y trozar la banana. Aplastar bien con un tenedor y transferir a una procesadora. Agregar el yogurt griego, azúcar de vainilla y miel. Pulsar bien para combinar y verter en un tazón.

Añadir los arándanos agrios y servir. Puede agregar 1 cucharada de canela (opcional)

Información nutricional por porción: Kcal: 322, Proteínas: 7.3g, Carbohidratos: 60.6g, Grasas: 8.1g

2. Avena Nocturna con manzanas verdes y pasas de uva

Ingredientes:

4 cucharadas de copos de avena

1 cucharada de pasas de uva

1 cup de leche desnatada

1 manzana verde pequeña, pelada y trozada

1 cucharada de miel

Preparación:

En un tazón mediano, combinar los copos de avena con la leche. Añadir la miel y refrigerar durante la noche.

Agregar una cucharada de pasas de uva y cubrir con manzana trozada antes de servir. Puede agregar media cucharadita de canela, pero esto es opcional.

Información Nutricional por porción: Kcal: 322, Proteínas: 7.3g, Carbohidratos: 60.6g, Grasas: 8.1g

3. Postre de Marcha y Banana

Ingredientes:

2 bananas grandes, peladas y trozadas

1 ½ cucharadita de Matcha

1 taza de Yogurt Griego (puede ser reemplazada por yogurt de almendra)

2 cucharadas de miel

2 cucharadas de jugo de limón recién exprimido

Preparación:

Combinar los ingredientes en una procesadora y mezclar por 30 segundos. Poner la mezcla en un tazón y refrigerar durante la noche.

Servir frío.

Información nutricional por porción: Kcal: 195, Proteínas: 3.6g, Carbohidratos: 39.5g, Grasas: 3.6g

4. Cereal de Cebada Caliente con Frutillas

Ingredientes:

1 taza de cebada de rápida cocción

3 tazas de leche desnatada

1 cucharada de harina de lino molida

¼ cucharadita de sal

¼ taza de jalea de frutilla

4-5 frutillas frescas, rebanadas

1 cucharada de almendras, trozadas

Preparación:

En una cacerola grande, verter la cebada de rápida cocción, leche desnatada, una cucharada de harina de lino y sal. Hervir y reducir el fuego a medio. Cocinar por 10 minutos. Remover del fuego y dejar enfriar.

Añadir la jalea de frutilla y las almendras. Cubrir con frutillas frescas y servir.

Información nutricional por porción: Kcal: 122, Proteínas: 2.5g, Carbohidratos: 26.7g, Grasas: 1.8g

5.   Calabacín Cremoso Horneado con Tomillo

Ingredientes:

1 calabacín mediano, rebanadas en rodajas de 1 pulgada de espesor

2 tomates grandes, rebanadas en rodajas de 1 pulgada de espesor

1 pimiento rojo grande, rebanadas en rodajas de 1 pulgada de espesor

5 cucharada of Yogurt Griego

1 diente de ajo, aplastado

1 cucharadita de tomillo seco

3 huevos enteros

3 cucharadas de leche entera

1 ½ cucharada de queso parmesano, rallado

½ cucharadita de sal

¼ cucharadita de pimienta

3 cucharadas de aceite de oliva

Preparación:

Precalentar el horno a 350 grados.

Engrasar una fuente de 9x13 pulgadas con aceite de oliva y dejar a un lado.

En un tazón pequeño, mezclar el yogurt griego, ajo y queso parmesano.

En otro tazón, batir los huevos con la leche y el tomillo seco.

Poner el calabacín en la fuente. Hacer una capa de tomates encima y terminar con una de pimiento rojo. Esparcir la mezcla de yogurt griego encima y hornear por 30 minutos.

Remover del horno y esparcir la mezcla de huevo usando un cepillo de cocina.

Hornear por 3 minutos más y servir.

Información nutricional por porción: Kcal: 150, Proteínas: 7.9g, Carbohidratos: 7.3g, Grasas: 12.2g

6.   Risotto Caliente de Mejillones con Romero

Ingredientes:

1 taza de arroz

7 onzas mejillones

1 cebolla pequeña, finamente trozado

1 diente de ajo, aplastado

1 cucharada de romero seco, finamente trozado

¼ taza de alcaparras saladas

1 cucharadita de ají picante, molido

½ cucharadita de sal

3 cucharadas de aceite de oliva

4 anchoas saladas

Preparación:

Poner el arroz en una cacerola grande. Agregar 3 tazas de agua y hervir. Cocinar por 15 minutos, revolviendo ocasionalmente.

Calentar el aceite de oliva a fuego medio. Agregar la cebolla trozada y el ajo. Freír hasta que trasluzca. Añadir los mejillones, romero, ají picante y sal. Continuar cocinando por 7-10 minutos. Remover del fuego y combinar con el arroz.

Añadir las alcaparras, cubrir con anchoas y mezclar bien.

¡Servir!

Información nutricional por porción: Kcal: 187 Proteínas: 4g, Carbohidratos: 39g, Grasas: 17g

7.   Cuscús de Tomate Frío

Ingredientes:

5 onzas de cuscús

3 cucharadas de salsa de tomate

3 cucharadas de jugo de limón

1 cebolla mediana, trozadas

1 taza de caldo vegetal

½ pepino mediano, rebanadas

½ zanahoria mediana, rebanadas

¼ cucharadita de polvo de chile

¼ cucharadita de sal

¼ cucharadita de pimienta negra

3 cucharadas de aceite de oliva

½ taza de perejil fresco, trozadas

Preparación:

Primero, verter el cuscús en un tazón grande. Hervir el caldo vegetal y añadirlo al cuscús de a poco, revolviendo constantemente. Dejar por 10 minutos hasta que el cuscús absorba el líquido. Cubrir con una tapa y dejar a un lado. Revolver de vez en cuando para acelerar el proceso de remojo y romper los grumos con una cuchara.

Mientras tanto, precalentar el aceite de oliva en una sartén, y agregar la salsa de tomate. Añadir la cebolla trozada y cocinar hasta que trasluzca. Dejar a un lado para enfriar unos minutos.

Añadir la salsa de tomate al cuscús y revolver bien. Agregar el jugo de limón, perejil trozado, ají molido, sal y pimienta a la mezcla, y revolver nuevamente.

Servir con pepino rebanado, zanahoria y perejil.

Información nutricional por porción: Kcal: 261, Proteínas: 8.2g, Carbohidratos: 38.8g, Grasas: 7.4g

8.   Estofado de Carne magra y berenjena

Ingredientes:

7 onzas carne magra, trozadas en piezas del tamaño de un bocado

1 berenjena, rebanadas

1 cebolla mediana, pelado y trozada

2 tomates grandes frescos, trozados

1 papa grande, trozadas

7.5 onzas frijoles verdes

3.5 onzas repollo, rallado

1 Ají picante mediano

2 tallos de apio

3 cucharadas de aceite de oliva

1 cucharada de vinagre de vino rojo

Sal a gusto

1 cucharadita de azúcar

½ cucharada de albahaca, seca

Preparación:

Trozar las berenjenas en piezas del tamaño de un bocado y sazonar con sal. Dejar reposar por 5 minutos y lavar bien.

Mientras tanto, calentar el aceite de oliva a fuego medio. Añadir las cebollas y freír por 2-3 minutos. Agregar el apio, albahaca, azúcar, sal, vinagre y tomates. Cocinar por 2 minutos más.

Transferir a una cacerola profunda y agregar los ingredientes restantes. Añadir una taza de agua y cocinar por 20 minutos a fuego alto.

Información nutricional por porción: Kcal: 198 Proteínas: 38g, Carbohidratos: 27g, Grasas: 19g

9. Envueltos de Yogurt Cremoso con Tomates Maduros

Ingredientes:

8 onzas pechuga de pollo, sin piel ni hueso, cortados en piezas del tamaño de un bocado

½ pimiento mediano, finamente trozado

½ taza de frijoles rojos, cocido

3 tomates grandes maduros, trozados

3 cucharadas de aceite de oliva extra virgen

½ cucharadita de orégano seco

1 cucharadita de azúcar

1 cucharadita de comino molido

¼ taza de perejil fresco, finamente trozado

½ pepino, rebanadas

1 taza de yogurt espeso

4 tortillas redondas (puede usar pan pita)

Preparación:

Calentar el aceite de oliva en una sartén mediana a fuego medio. Añadir el tomate trozado y freír por 5 minutos, o hasta que el líquido se haya evaporado. Agregar el orégano, comino y azúcar. Mezclar bien, cubrir y dejar a un lado.

Mientras tanto, calentar un poco más de aceite de oliva. Añadir el pollo trozado y freír por 10 minutos, revolviendo constantemente.

Rociar un poco de agua sobre cada tortilla y calentarlas en un microondas. Esparcir la mezcla de tomate sobre cada tortilla, añadir el pepino rebanado, la carne trozada, el pimiento rojo y los frijoles rojos. Cubrir con yogurt y perejil. ¡Servir!

Información nutricional por porción: Kcal: 270, Proteínas: 39g, Carbohidratos: 31g, Grasas: 13g

10. Hamburguesas de batata con jalea de higo

Ingredientes:

1lb batata, pelada

8 onzas harina común más 4 onzas más para la masa

2 onzas granos de trigo

1 yema de huevo

2 onzas manteca, derretida

1 cucharadita de sal

Relleno:

8 onzas de jalea de higo sin azúcar

4 onzas manteca

1.5 onzas pan rallado

Otros:

Azúcar impalpable

Preparación:

Pelar la batata y rebanar en rodajas de 1 pulgada de espesor. Poner en una cacerola profunda y añadir suficiente agua para cubrir. Hervir y cocinar hasta que ablanden. Esto debería llevar 5 minutos.

Remover del fuego y colar. Aplastarlas hasta hacer un puré suave. Puede usar una procesadora. Transferir a un tazón. Añadir 8 onzas de harina, granos de trigo, yema de huevo, sal y manteca. Si usa una procesadora, será mucho más fácil. Mezclar bien hasta hacer una mezcla suave como una masa.

Amasar hasta obtener una masa de 1,5 pulgadas de espesor. Cortar en cuadrados de 2 pulgadas. Poner una cucharadita de jalea de higo en cada cuadrado, cubrir con otro y presionar las puntas bien.

Poner las hamburguesas en una cacerola profunda y añadir suficiente agua para cubrir. Cocinar por 15 minutos a fuego medio. Remover del fuego y colar. Dejar enfriar por un rato.

Mientras tanto, derretir la manteca en una sartén. Añadir el pan rallado y freír por 2-3 minutos. Rociar el pan rallado sobre las hamburguesas y añadir un poco de azúcar impalpable.

Servir.

Información nutricional por porción: Kcal: 182, Proteínas: 1.5g, Carbohidratos: 27.5g, Grasas: 8.4g

11.   Pollo al Jengibre De Cocción Lenta

Ingredientes:

2 libras cuartos traseros de pollo (con piel y hueso)

1 cucharada polvo de chile

Albahaca fresca

Pimienta Negra, molida fresca

Sal Marina

16 onzas agua de coco

1 cucharada jengibre rallado, fresco

1 cucharada semillas de cilantro

8 dientes de ajo pelados y aplastados

Preparación:

Poner los cuartos traseros de pollo junto con el ajo en una cacerola de cocción lenta. Agregar el resto de las especias, rociándolas parejo sobre el pollo. Verter el agua de coco y añadir la albahaca fresca. Cubrir y poner el fuego bajo. Debe cocinar el pollo por 3 a 4 horas, hasta que estén lo suficientemente blandas para comer. El líquido también dará un aroma cuando el pollo con jengibre y ají esté listo.

Información nutricional por porción: Kcal: 301 Proteínas: 33.2g, Carbohidratos: 3.2g, Grasas: 15.4g

12. Estofado Sureño de Cordero

Ingredientes:

3lbs chuletas de cordero

10 ajíes secos

1 ½ cucharadita de sal

4 Ajíes Japoneses

1 cucharada comino molido

3 tazas de agua

1 cebolla amarilla grande, en cuartos

5 dientes de ajo aplastados

Preparación:

Tomar un cuchillo afilado y rebanar cada ají al medio. Asegúrese de cortarlo en dos mitades para que las semillas y ramas puedan ser removidas fácilmente. En una sartén pequeña, añadir los ajíes. Poner todas las especias junto con el ajo y la cebolla. Luego, verter 3 tazas de agua. Subir el fuego al máximo y hervir. Una vez hervido, dejar reposar por 10 minutos.

Tomar 2 tazas de la mezcla de la sartén junto con ajo, cebolla y ajíes, y poner en una procesadora. Hacer puré la mezcla hasta que esté completamente suave. Tomar las chuletas de cordero y ponerlas en la cacerola. Verter la mezcla de la procesadora sobre las chuletas, subir el fuego a medio, y dejar cocinar por 1 hora. Revolver la salsa bien y desmenuzar las chuletas antes de servir.

Información nutricional por porción: Kcal: 135 Proteínas: 15.62g, Carbohidratos: 5g, Grasas: 8.31g

13.   Ensalada de Salmón

Ingredientes:

2 pepinos medianos, rebanadas

Un puñado de Lechuga Iceberg, desmenuzada

¼ taza de maíz dulce

1 tomate grande, trozados

8 onzas salmón ahumado, rebanadas

4 cucharadas de jugo de naranja recién exprimido

Aderezo:

1 ¼ taza de yogurt líquido, 2% grasa

¼ taza de mayonesa sin grasa

1 cucharada de menta fresca, finamente trozado

2 dientes de ajo, aplastado

1 cucharada de semillas de sésamo

Preparación:

Combinar los vegetales en un tazón grande. Rociar con jugo de naranja y cubrir con rodajas de salmón. Dejar a un lado.

En otro tazón, batir el yogurt, mayonesa, menta, ajo y semillas de sésamo.

Rociar sobre la ensalada y mezclar. Servir frío.

Información nutricional por porción: Kcal: 521, Proteínas: 32.2g, Carbohidratos: 63.5g, Grasas: 24.3g

14.   Pasta Italiana Fresca con Perejil Y Mariscos

Ingredientes:

1 paquete de cualquier pasta que le guste

1 libra de mix de mariscos congelados

4 cucharadas de aceite de oliva

2 dientes de ajo, aplastado

1 cebolla pequeña, pelado y cortado finamente

½ cucharadita de orégano seco

¼ cucharadita de sal

¼ taza de vino blanco

Preparación:

Usar las instrucciones del paquete para preparar la pasta. Colar y dejar a un lado.

Calentar el aceite de oliva a temperatura media. Añadir la cebolla y ajo y freír hasta que trasluzca. Agregar los mariscos, orégano, vino y sal. Reducir el fuego al mínimo y cocinar hasta que la mezcla de mariscos esté blanda.

Querrá ver el pulpo ya que es lo que más tarda en cocinarse. Apagar el fuego, añadir la pasta y cubrir. Dejar reposar por 10 minutos antes de servir.

Información Nutricional Por Porción: Kcal: 315 Proteínas: 20g, Carbohidratos: 42g, Grasas: 8g

15.   Pan pide con vegetales estofados

Ingredientes:

7 onzas carne molida magra

½ pimiento verde pequeño, finamente trozado

½ pimiento rojo pequeño, finamente trozado

1 tomate grande, pelado y trozada

1 cebolla pequeña, finamente trozado

½ taza de queso gouda rallado

4 cucharadas de aceite de oliva extra virgen

1 cucharadita de pimienta cayena, molido

1 cucharadita de ají picante, molido

½ cucharadita de sal

1 pan pide

Preparación:

Precalentar el horno a 350 grados.

Calentar dos cucharadas de aceite de oliva a temperatura media. Freír la cebolla por 2 minutos y añadir los pimientos rojos y verdes trozados. Continuar cocinando por 1 minuto más y agregar la carne. Cocinar por 10 minutos y remover del fuego.

Esparcir la mezcla de carne sobre el pan pide, añadir el tomate trozado, queso gouda rallado, pimienta cayena, ají picante y sal. Cubrir con dos cucharadas de aceite de oliva y hornear por 5 minutos.

Servir caliente.

Información nutricional por porción: Kcal: 369, Proteínas: 30g, Carbohidratos: 58g, Grasas: 24g

16. Canelones de Carne molida

Ingredientes:

1 pack de canelones (8.8 onzas)

2 cebollas moradas medianas, finamente trozado

1 libra de carne molida magra

½ cucharadita de sal

¼ cucharadita de pimienta negra molida, fresca

3 cucharadas de aceite vegetal

Preparación:

Calentar el aceite vegetal a fuego medio. Freír las cebollas por 3 minutos y añadir la carne molida. Revolver bien y continuar cocinando por otros 10 minutos. Usar la mezcla para rellenar los canelones.

Poner en el horno por 20 minutos, o hasta que doren.

Información nutricional por porción: Kcal: 417, Proteínas: 47g, Carbohidratos: 43.5g, Grasas: 24g

17.   Estofado de Primavera Magro

Ingredientes:

1 libra tomates asados en cubos

4 cuartos traseros de pollo, sin piel ni hueso

1 cucharada albahaca seca

8 onzas caldo de pollo

Sal y pimienta

4 onzas de pasta de tomate

3 tallos de apio trozados

3 zanahorias trozadas

2 ajíes picantes, finamente trozado

2 cucharadas de aceite de oliva

1 cebolla trozada finamente

2 dientes de ajo, aplastado

½ lata de champiñones

Crema agria

Preparación:

Calentar el aceite de oliva a fuego medio/alto. Agregar el apio, cebollas y zanahorias, y freír por 5 a 10 minutos, revolviendo. Transferir a una cacerola profunda y añadir la pasta de tomate, albahaca, ajo, champiñones y sazón. Continuar revolviendo los vegetales hasta que estén completamente cubiertos por la salsa de tomate. Al mismo tiempo, cortar el pollo en cubos pequeños para que sea más simple comerlo.

Poner el pollo en una cacerola profunda, verter el caldo de pollo encima y añadir los tomates. Revolver para asegurarse de que los ingredientes y vegetales se hayan mezclado bien. Bajar el fuego al mínimo y cocinar por 1 hora. Los vegetales y el pollo deberían estar cocidos antes de apagar el fuego. Cubrir con crema agria y servir

Información nutricional por porción: Kcal: 291Proteínas:27g, Carbohidratos: 37g, Grasas: 3g

18.   Estofado de Carne con Aceitunas

Ingredientes:

2 libras de carne molida

1 cebolla, pelado y trozada

2 ajíes picantes, finamente trozado y sin semillas

3 dientes de ajo, aplastado

2 cucharadita de comino, molido

2 cucharadas de vinagre de sidra de manzana

28 onzas de tomates asados

Sal a gusto

½ cucharadita de canela, molido

Aceite para freír

Para Servir:

¼ taza de aceitunas verdes

1 cucharada de pasas de uva

1 cucharada de almendras tostadas

Preparación:

Calentar unas tres cucharadas de aceite a temperatura media/alta. Añadir el ajo, cebolla y ajíes picantes. Freír por 5 minutos y agregar el comino y canela. Mezclar bien y cocinar por otro minuto.

Sazonar la carne con un poco de sal y poner en una sartén. Freír por varios minutos y luego agregar los otros ingredientes. Hervir y reducir el fuego al mínimo. Cocinar por 10 minutos.

Cubrir con aceitunas verdes, almendras tostadas y pasas de uva

Información nutricional por porción: Kcal: 521 Proteínas: 38g, Carbohidratos: 29.5g, Grasas: 15g

19.   Ensalada Roja de Naranja

Ingredientes:

Hojas de lechugas frescas, lavadas

1 pepino pequeño, rebanado

½ pimiento rojo, rebanadas

1 taza de mix de mariscos congelados

1 cebolla, pelado y cortado finamente

3 dientes de ajo, aplastado

¼ taza de jugo de naranja fresco

5 cucharadas de aceite de oliva extra virgen

Sal a gusto

Preparación:

Calentar 3 cucharadas de aceite de oliva extra virgen a fuego medio/alto. Agregar la cebolla y el ajo. Freír revolviendo por 5 minutos. Reducir el fuego al mínimo y añadir 1 taza de mariscos congelados. Cubrir y cocinar por

15 minutos hasta que ablanden. Remover del fuego y dejar enfriar.

Mientras tanto, combinar los vegetales en un tazón. Añadir las 2 cucharadas restantes de aceite de oliva, jugo de naranja fresco y un poco de sal. Mezclar bien.

Cubrir con los mariscos y servir inmediatamente.

Información nutricional por porción: Kcal: 286, Proteínas: 34.5g, Carbohidratos: 28g, Grasas: 26g

20.   Rollos de Carne magra

Ingredientes:

1 taza de arroz

1 libra de carne molida

¼ taza de tomate trozado finamente

¼ taza de pimiento rojo finamente trozado

1 cucharada de pasta de tomate

1 cucharada de ají picante, molido

1 ají picante, en cubos pequeños

½ cucharadita de sal

¼ cucharadita de pimienta

1 cucharada de jugo de lima fresco

1 puñado de col

1 taza de crema para servir

1 cucharada de manteca

Preparación:

Hervir levemente la col (2 minutos será suficiente). Remover del fuego y colar. Dejar a un lado.

Mientras tanto, en un tazón grande, combinar los ingredientes y mezclar bien. Usar una cucharada de esta mezcla para cada rollo. Derretir la manteca en una cacerola profunda y poner los rollos. Agregar ¼ taza de agua, cubrir y cocinar por 30 minutos a fuego medio.

Servir con crema, queso o yogurt.

Información nutricional por porción: Kcal: 151 Proteínas: 49g, Carbohidratos: 19.1g, Grasas: 9g

21.   Ensalada de Cilantro y Frijoles

Ingredientes:

1 taza de frijoles cocidos

½ taza de maíz dulce

3 cebollas de verdeo, trozadas

¼ ají picante pequeño, finamente trozado

¼ cucharadita of cilantro

½ cucharadita de vinagre de vino rojo

1 cucharadita de jugo de limón fresco

3 cucharadas de aceite de oliva extra virgen

Una piza de sal

Preparación:

En un tazón pequeño, combinar el aceite de oliva con el vinagre de vino tinto, jugo de limón fresco y una pizca de sal. Mezclar bien y usarlo para sazonar los otros ingredientes.

¡Servir!

Información nutricional por porción: Kcal: 151 Proteínas: 49g, Carbohidratos: 19.1g, Grasas: 9g

22.   Ensalada de Ají Con pimientos

Ingredientes:

1 taza de frijoles blancos

1 pimiento rojo, trozadas

1 cucharadita de ají picante molido

1 cucharadita de perejil, finamente trozado

1 cucharada de aceite de oliva

1 cucharadita de jugo de limón

½ cucharadita de sal Marina

Preparación:

Lavar y pelar los pimientos. Trozas en piezas del tamaño de un bocado. Mezclar con los frijoles en un tazón grande y cubrir con aceite de oliva, jugo de limón y sal. Servir frío.

Información nutricional por porción: Kcal: 95 Proteínas: 5.9g, Carbohidratos: 11.8g, Grasas: 5g

23.   Ensalada Hojosa de Pechuga de Pollo

Ingredientes:

1 pieza de pechuga de pollo, 0.5 pulgadas de espesor, sin piel ni hueso

1 taza de lechuga fresca trozada

Varias hojas de espinaca

½ taza de frijoles pre-cocidos

1 cucharada de jugo de lima fresco

1 cucharadita de ají molido

1 cucharada de aceite vegetal

Pizca de sal

Preparación:

Precalentar una sartén antiadherente a fuego medio/alto. Lavar y secar la carne usando papel de cocina. Grillar por 4-5 minutos de cada lado. Puede usar un poco de agua si es necesario. Remover del fuego y cortar en trozos.

Combinar la carne con los otros ingredientes, mezclar bien con aceite vegetal, jugo de lima fresco y una pizca de sal. Servir.

Información nutricional por porción: Kcal: 189 Proteínas: 31g, Carbohidratos: 24g, Grasas: 12g

24.   Sopa De Frijoles Norteños

Ingredientes:

1 libra de frijoles grandes del norte, secos

¾ taza de cebollas, pelado y cortado finamente

½ cucharada de aceite vegetal

½ cucharada de comino, molido

½ cucharada de orégano, seca

Sal y pimienta a gusto

4 tazas de caldo de pollo

1 diente de ajo, aplastado

1 libra de pechuga de pollo, sin piel ni hueso

4 onzas lata de ajíes verdes, trozadas

Preparación:

Poner los frijoles en una cacerola profunda. Añadir suficiente agua para cubrirlos y hervir. Cocinar por varios minutos y retirar del fuego. Cubrir y dejar reposar por varias horas hasta que ablanden. Colar y secar bien.

Calentar un poco de aceite en una sartén. Añadir la cebolla y freír por 1 minuto. Ahora agregar los frijoles, el ajo y el caldo de pollo. Reducir el fuego y cocinar por 2 horas.

Precalentar el horno a 350 grados. Poner los ingredientes en una fuente y cubrir bien. Hornear por una hora. Servir caliente.

Información nutricional por porción: Kcal: 111 Proteínas: 8.1g, Carbohidratos: 25.4g, Grasas: 8g

25. Estofado de Lentejas, Cilantro y Zanahorias

Ingredientes:

10 onzas lentejas

1.5 cucharada de manteca

1 zanahoria mediana, pelado y rebanado

1 papa pequeña, pelado y trozada

1 hoja de laurel

¼ taza de perejil, finamente trozado

½ cucharada de cilantro fresco

Sal a gusto

Preparación:

Derretir la manteca en una sartén mediana. Añadir la zanahoria, papa y perejil. Mezclar bien y freír por unos 5 minutos.

Ahora añadir las lentejas, 1 hoja de laurel, un poco de sal y cilantro. Agregar unas 4 tazas de agua y hervir. Reducir el fuego, tapar y cocinar hasta que las lentejas ablanden.

Rociar con un poco de perejil antes de servir.

Información nutricional por porción: Kcal: 313 Proteínas: 36g, Carbohidratos: 42.1g, Grasas: 28g

26.   Risotto de Vegetales Magros De Primavera

Ingredientes:

1 taza de arroz

½ taza de frijoles verdes, pre-cocidos

2 pimientos rojos medianos, finamente trozado

1 calabacín mediano, rebanadas

1 pieza de pechuga de pollo, sin piel ni hueso

3 cucharadas de aceite de oliva extra virgen

½ cucharadita de sal

Preparación:

Poner el arroz en una cacerola profunda. Añadir 2 tazas de agua y hervir. Reducir el fuego y cocinar hasta que el agua se haya evaporado. Revolver ocasionalmente.

Añadir el aceite de oliva, sal, calabacín, frijoles verdes y pimientos. Agregar una taza de agua y continuar cocinando por otros 10 minutos.

Mientras tanto, calentar una sartén antiadherente. Poner la pechuga de pollo y cubrir. Cocinar por 15 minutos o hasta que la carne se haya ablandado. Servir con arroz.

Información nutricional por porción: Kcal: 220 Proteínas: 8g, Carbohidratos: 45g, Grasas: 3g

27.   Sopa De Calabaza Dulce

Ingredientes:

21 onzas pulpa de calabaza dulce, trozadas

2 cebolla medianas, pelado y cortado finamente

1 diente de ajo

1 pimiento rojo, finamente trozado

1 cucharada de salsa de tomate fresca

½ cucharada de polvo de chile

2 hojas de laurel

2 tazas de vino tinto

1 taza de agua

1 cucharadita de tomillo, seca

Sal y pimienta a gusto

Aceite para freír

Preparación:

Calentar un poco de aceite en una sartén y agregar las cebollas. Freír por 2 minutos y añadir el pimiento rojo, salsa de tomate y polvo de chile. Continuar cocinando hasta que el pimiento se haya ablandado. Agregar los ingredientes restantes y hervir. Reducir el fuego al mínimo y cocinar por una hora.

Remover del fuego y servir.

Información nutricional por porción: Kcal: 130 Proteínas: 24g, Carbohidratos: 29g, Grasas: 11g

28.   Almendras con frijoles con arroz

Ingredientes:

3 cucharadas de aceite de oliva

2 cucharadas de aceite vegetal

1 cebolla pequeña, pelado y trozada

3 dientes de ajo, aplastado

28 onzas frijoles pre cocidos

1 cucharadita de mejorana seca

1 ají picante pequeño, finamente trozado

3 cucharadas de salsa Worcestershire

1.7 onzas almendras tostadas, trozadas

Un puñado de semillas de calabaza para servir

1 taza de arroz cocido, para servir

Preparación:

Combinar el aceite de oliva con aceite vegetal y calentar a fuego medio/alto. Añadir la cebolla trozada y los dientes de ajo. Freír por 2-3 minutos y añadir los otros ingredientes. Verter ¼ taza de agua y cocinar por 10 minutos, o hasta que toda el agua se haya evaporado.

Remover del fuego y dejar reposar. Servir con arroz y cubrir con semillas de calabaza.

Información nutricional por porción: Kcal: 113 Proteínas: 17g, Carbohidratos: 35g, Grasas: 16g

29. Estofado Vegetariano de Guisantes

Ingredientes:

21 onzas guisantes, pre cocidos

1 tomate mediano, trozados

1 cebolla mediana, pelado y rebanado

2 zanahorias grandes, peladas y rebanadas

2 papas pequeñas, pelado y trozada

1 tallo de apio

Un puñado de perejil, finamente trozado

2 dientes de ajo, aplastado

2 hojas de laurel

4 cucharadas de salsa de tomate fresca

Aceite de oliva

Preparación:

Precalentar un poco de aceite de oliva a fuego medio/alto. Añadir la cebolla y el ajo. Freír por varios minutos y agregar la zanahoria, pasta de tomate y apio. Cocinar por 10 minutos, revolviendo constantemente. Bajar el fuego al mínimo y añadir los otros ingredientes. Verter 4 tazas de agua y cubrir. Cocinar por unos 45 minutos.

Servir caliente.

Información nutricional por porción: Kcal: 186 Proteínas: 22g, Carbohidratos: 38g, Grasas: 23g

30.   Patas de Pollo Picantes Asadas

Ingredientes:

1lb patas de pollo

1 taza de aceite vegetal

1 cucharadita Pimienta cayena

1 cucharadita sal

1 cucharada romero seco, aplastado

1 cucharada granos de pimienta

1 cucharadita azúcar morena

Preparación:

Combinar las especias con el aceite vegetal. Lavar y secar las patas de pollo y remojarlas en esta mezcla. Refrigerar por una hora.

Precalentar el horno a 300 grados. Usar un poco de la marinada para engrasar la fuente. Poner las patas de pollo en ella con la piel hacia arriba y cubrir con papel aluminio.

Asar por una hora y remover el aluminio. Volver al horno y asar por otros 15 minutos.

Información nutricional por porción: Kcal: 350 Proteínas: 51g, Carbohidratos: 0g, Grasas: 15g

31. Ensalada de Naranja y Rúcula Con Pavo Ahumado

Ingredientes:

3.5 onzas rúcula, desmenuzada

3.5 onzas lechuga de cordero, desmenuzada

3.5 onzas lechuga, desmenuzada

8 onzas pechuga de pavo ahumada, trozadas en piezas del tamaño de un bocado

2 naranjas grandes, peladas y rebanadas

Para el Aderezo:

¼ taza de Yogurt Griego

3 cucharadas de jugo de limón

1 cucharadita de vinagre de sidra de manzana

¼ taza de aceite de oliva

Preparación:

Combinar los vegetales en un tazón grande. Añadir la pechuga de pavo y mezclar bien. Agregar las naranjas en rodajas y dejar a un lado.

Poner el yogurt griego en un tazón pequeño. Añadir jugo de limón, sidra de manzana y aceite de oliva. Batir bien hasta que quede todo combinado.

Rociar sobre la ensalada y servir.

Información nutricional por porción: Kcal: 271, Proteínas: 25.3g, Carbohidratos: 21.8g, Grasas: 7.5g

32.   Batido Desintoxicante de Palta

Ingredientes:

½ palta, pelado y trozado

1 banana, pelado y trozada

Puñado de espinaca bebe, desmenuzada

1 cucharada de miel

1 cucharadita de cúrcuma, molido

1 cucharada de linaza, molido

1 cucharada de bayas de Goji

Preparación:

Poner los ingredientes en una batidora y mezclar bien por 20 segundos.

Servir frío.

Información nutricional por porción: Kcal: 298, Proteínas: 4.2g, Carbohidratos: 35.6g, Grasas: 0.9g

33.   Ensalada de Melón Dulce con Avellanas

Ingredientes:

2 onzas avellanas tostadas, trozadas

1lb melón, cortados en piezas del tamaño de un bocado

3.5 onzas rúcula fresca, desmenuzada

5 onzas frambuesas frescas

Aderezo:

3.5 onzas frambuesas frescas

3 cucharadas de jugo de lima fresco

1 cucharada de azúcar de vainilla

3 cucharadas de aceite de avellana

Preparación:

Combinar el melón, rúcula, frambuesas y avellanas en un tazón grande.

Poner todos los ingredientes del aderezo en una procesadora. Pulsar para combinar y rociar sobre la ensalada.

Servir frío.

Información nutricional por porción: Kcal: 87, Proteínas: 0.8g, Carbohidratos: 15.3g, Grasas: 0.4g

34.   Pechuga de Pavo Marinada

Ingredientes:

1lb pechuga de pavo, sin piel ni hueso

1 cucharada de aceite de oliva

4 dientes de ajo

2 cucharadas de vinagre de sidra de manzana

5 cucharada of de perejil fresco, finamente trozado

1 cucharadita de orégano

½ cucharadita de sal

Preparación:

Lavar y secar la carne. Dejar a un lado.

Combinar todos los otros ingredientes en un tazón grande. Poner la carne en él y marinar por 1 hora.

Precalentar el grill y asar la carne por unos 10 minutos de cada lado. Una buena idea es agregar un poco de la marinada mientras se cocina (una cucharada sería suficiente).

Servir inmediatamente.

Información nutricional por porción: Kcal: 131, Proteínas: 21.4g, Carbohidratos: 3.7g, Grasas: 3.5g

35.   Frijoles Asados en El Horno

Ingredientes:

24 onzas frijoles pre cocidos

1 cebolla grande, pelado y cortado finamente

2 cebollas de verdeo, finamente trozado

3 dientes de ajo, aplastado

2 zanahorias, pelado y rebanado

2 cucharadas de ají molido

1 cucharada de cúrcuma molida

Preparación:

Precalentar el horno a 350 grados.

Combinar los ingredientes en una fuente profunda. Añadir unas 3 tazas de agua y mezclar bien. Hornear por 30 minutos.

Información nutricional por porción: Kcal: 180 Proteínas: 24g, Carbohidratos: 32g, Grasas: 21g

36. Quínoa con Maíz Dulce y Jugo de Lima

Ingredientes:

2 cucharadas de aceite de oliva

2 dientes de ajo, aplastado

1 jalapeño ají picante, finamente trozado

1 taza de quínoa

1 taza de frijoles verdes, pre-cocidos

1 tomate mediano, finamente trozado

1 taza de maíz dulce

1 cucharadita de pimienta cayena

1 palta, pelado y sin carozo

1 lime, en jugo

Un puñado de cilantro fresco

Sal y pimienta a gusto

Preparación:

Precalentar el aceite de oliva a fuego medio. Añadir el ají picante y ajo. Freír por un minuto.

Agregar la quínoa, frijoles verdes, tomate, maíz y polvo de chile. Reducir el fuego y cubrir. Cocinar por unos 20 minutos.

Mientras tanto, limpiar la palta y trozar en piezas del tamaño de un bocado. Combinar con el jugo de lima y cilantro fresco. Añadir a la mezcla y servir.

Información nutricional por porción: Kcal: 374 Proteínas: 31g, Carbohidratos: 64g, Grasas: 28g

37.   Ensalada Cítrica de Primavera

Ingredientes:

1 cebolla pequeña, pelado y cortado finamente

2 tomates medianos, trozadas

1 taza de cilantro fresco, finamente trozado

2 tazas de tuna, sin líquido

1 lima mediana, en jugo

¼ cucharadita de sal Marina

1/8 cucharadita de pimienta negra molida, fresca

Preparación:

Combinar los tomates, queso, cebollas y cilantro en un tazón grande. Añadir el jugo de lima y mezclar.

Desmenuzar el atún en piezas pequeñas y sazonar con sal y pimienta. Poner en el tazón.

Mezclar gentilmente para distribuir los ingredientes y servir.

Información nutricional por porción: Kcal: 165, Proteínas: 2.1g, Carbohidratos: 17.5g, Grasas: 11.2g

38.   Pan de Centeno Fácil

Ingredientes:

1 taza de harina de trigo integral

1 taza de harina de centeno

½ taza de harina común

2 cucharadita de levadura seca

1 ½ taza de agua caliente

2 cucharadas de aceite de oliva extra virgen

1 cucharada de miel

1 cucharadita de sal

¼ taza de linaza

Preparación:

Combinar todos los ingredientes secos en un tazón grande. Agregar agua caliente gradualmente, revolviendo constantemente con una batidora eléctrica al máximo. Añadir la miel y continuar mezclando hasta tener una masa suave.

Formar el pan y cubrir con una toalla de cocina. Dejar reposar por una hora a temperatura ambiente.

Precalentar el horno a 350 grados.

Poner el pan en una fuente y hornear por 45 minutos.

Dejar enfriar antes de servir.

Información nutricional por porción: Kcal: 83, Proteínas: 3.2g, Carbohidratos: 15.4g, Grasas: 1.2g

Jugos

1.   Jugo de Manzana y Apio

Ingredientes:

1 manzana Granny Smith grande, sin centro y en trozos

2 tallos de apio grandes, en trozos

1 durazno mediano, sin carozo y en trozos

2 ciruelas enteras, sin carozo y en trozos

Preparación:

Lavar la manzana y cortarla por la mitad. Remover el centro y trozar. Dejar a un lado.

Lavar el tallo de apio y trozarlo. Dejar a un lado.

Lavar el durazno y cortarlo por la mitad. Remover el carozo y trozar. Dejar a un lado.

Lavar las ciruelas y remover los carozos. Trozar y dejar a un lado.

Combinar la manzana, apio, durazno y ciruelas en una

juguera. Pulsar, transferir a un vaso y añadir hielo.

Servir inmediatamente.

Información nutricional por porción: Kcal: 209, Proteínas: 4.1g, Carbohidratos: 61.3g, Grasas: 1.4g

2.   Jugo de Calabaza

Ingredientes:

1 calabacín mediano, sin piel y en trozos

1 taza de zapallo calabaza, en cubos

1 taza de pepino, en rodajas finas

1 taza de palta, sin piel y en trozos

1/4 cucharadita de canela, molida

Preparación:

Pelar el calabacín y trozarlo. Dejar a un lado.

Cortar el zapallo calabaza por la mitad. Remover las semillas y pelar una mitad. Cortar en cubos y rellenar un vaso medidor. Reservar el resto en la nevera.

Lavar el pepino y cortarlo en rodajas. Dejar a un lado.

Pelar la palta y cortarla por la mitad. Remover el carozo y trozar. Rellenar un vaso medidor y reservar el resto en la nevera.

Combinar el calabacín, zapallo calabaza, pepino y palta en

una juguera. Pulsar y transferir a un vaso. Añadir la canela y refrigerar 10 minutos antes de servir.

Información nutricional por porción: Kcal: 390, Proteínas: 8.7g, Carbohidratos: 43.9g, Grasas: 34.5g

3.   Jugo de Coliflor y Brócoli

Ingredientes:

1 taza de coliflor, en trozos

2 tazas de brócoli, en trozos

1 taza de espárragos, recortados y en trozos

2 onzas de agua de coco

Preparación:

Recortar las hojas externas de la coliflor. Trozar y rellenar un vaso medidor. Reservar el resto.

Lavar el brócoli y recortar las hojas externas. Trozar y rellenar un vaso medidor. Reservar el resto en la nevera.

Lavar los espárragos y recortar las puntas. Trozar y rellenar un vaso medidor. Dejar a un lado.

Combinar la coliflor, brócoli y espárragos en una juguera. Pulsar, transferir a un vaso y añadir el agua de coco.

Refrigerar 10 a 15 minutos antes de servir.

Información nutricional por porción: Kcal: 390, Proteínas: 8.7g, Carbohidratos: 43.9g, Grasas: 34.5g

4.   Jugo de Arándanos Agrios y Ananá

Ingredientes:

1 taza de arándanos agrios

1 taza de ananá, en trozos

1 manzana mediana, en trozos

1 taza de damasco, en rodajas

Preparación:

Lavar los arándanos agrios bajo agua fría. Colar y rellenar un vaso medidor. Reservar el resto.

Cortar la parte superior del ananá y pelarlo. Cortar en cubos y rellenar un vaso medidor. Reservar el resto en la nevera.

Lavar la manzana y cortarla por la mitad. Remover el centro y trozar. Dejar a un lado.

Lavar el damasco y cortarlo por la mitad. Remover el carozo y trozarlo. Dejar a un lado.

Combinar los arándanos agrios, ananá, manzana y damasco

en una juguera. Pulsar, transferir a un vaso y agregar cubos de hielo.

Servir inmediatamente.

Información nutricional por porción: Kcal: 248, Proteínas: 4.3g, Carbohidratos: 76.1g, Grasas: 1.3g

5.   Jugo de Canela y Banana

Ingredientes:

1 banana grande, sin piel y en trozos

1 manzana roja deliciosa mediana, sin centro

1 ciruela entera, sin centro

¼ cucharadita de canela, molida

2 onzas de agua de coco

Preparación:

Pelar la banana y trozarla. Dejar a un lado.

Lavar la manzana y cortarla por la mitad. Remover el centro y trozar. Dejar a un lado.

Lavar la ciruela y cortarla por la mitad. Remover el carozo y trozar. Dejar a un lado.

Combinar la banana, manzana y ciruela en una juguera, y pulsar. Transferir a un vaso y añadir el agua de coco y canela.

Agregar algunos cubos de hielo antes de servir.

Información nutricional por porción: Kcal: 238, Proteínas: 2.5g, Carbohidratos: 68.4g, Grasas: 1.1g

6.   Jugo de Pepino y Miel

Ingredientes:

1 pepino mediano, en rodajas

1 cucharada miel cruda

1 taza de frutillas, en trozos

1 taza de espinaca, en trozos

2 onzas de agua

Preparación:

Lavar y cortar el pepino en rodajas finas.

Lavar las frutillas y remover las ramas. Trozar y dejar a un lado.

Lavar la espinaca bajo agua fría. Colar y trozar. Dejar a un lado.

Combinar el pepino, frutillas y espinaca en una juguera, y pulsar. Transferir a un vaso y añadir el agua y miel.

Decorar con menta.

Refrigerar 10 minutos antes de servir.

Información nutricional por porción: Kcal: 83, Proteínas: 6.9g, Carbohidratos: 24.6g, Grasas: 1.3g

7.   Jugo de Damasco y Pepino

Ingredientes:

1 taza de damascos

1 pepino grande, en rodajas

1 taza de ananá, en trozos

1 taza de espinaca fresca, en trozos

1 limón entero

½ taza de brócoli crudo, en trozos

½ taza de agua de coco pura

Preparación:

Lavar los damascos y cortarlos por la mitad. Remover el carozo y trozar. Dejar a un lado.

Lavar el pepino y cortarlo en rodajas. Dejar a un lado.

Cortar la parte superior del ananá y pelarlo. Trozar y reservar el resto en la nevera.

Pelar el limón y cortarlo por la mitad. Dejar a un lado.

Combinar la espinaca y brócoli en un colador, y lavar bajo agua fría. Colar y trozar. Dejar a un lado.

Procesar los damascos, pepino, ananá, limón, espinaca y brócoli en una juguera. Transferir a vasos y añadir el agua de coco.

Agregar hielo y servir inmediatamente.

Información nutricional por porción: Kcal: 218, Proteínas: 10g, Carbohidratos: 64g, Grasas: 1.9g

8. Jugo de Espárragos y Verdes de Ensalada

Ingredientes:

1 taza de espárragos frescos, en trozos

1 taza de verdes de ensalada, en trozos

1 durazno grande, en trozos

1 pomelo grande, sin piel

1 taza de Lechuga romana, rallada

1 taza de hinojo, en rodajas

Preparación:

Lavar los espárragos y recortar las puntas. Trozar y dejar a un lado.

Combinar los verdes de ensalada y lechuga en un colador, y lavar bajo agua fría. Romper con las manos y dejar a un lado.

Lavar el durazno y cortarlo por la mitad. Remover el carozo y trozar. Dejar a un lado.

Pelar el pomelo y trozarlo. Dejar a un lado.

Lavar el bulbo de hinojo y recortar las hojas marchitas. Trozar y dejar a un lado.

Combinar los espárragos, verdes de ensalada, durazno, lechuga, pomelo e hinojo en una juguera, y pulsar.

Transferir a vasos y añadir hielo antes de servir.

Información nutricional por porción: Kcal: 187, Proteínas: 9.1g, Carbohidratos: 57.9g, Grasas: 1.4g

9.   Jugo de Moras y Nabos

Ingredientes:

1 taza de moras frescas

1 taza de verdes de nabo, en trozos

1 taza de ciruelas, por la mitad

½ cucharadita de jengibre molido

1 cucharadita de azúcar de coco

½ taza de agua

Preparación:

Lavar las moras bajo agua fría. Dejar a un lado.

Lavar los verdes de nabo y romper con las manos. Dejar a un lado.

Lavar las ciruelas y cortarlas por la mitad. Remover los carozos y dejar a un lado.

Combinar las moras, verdes de nabo y ciruelas en una juguera. Pulsar.

Transferir a vasos y añadir el azúcar de coco, jengibre y agua.

Refrigerar 10 minutos antes de servir.

Información nutricional por porción: Kcal: 141, Proteínas: 4.2g, Carbohidratos: 40.3g, Grasas: 1.4g

10.   Jugo de Naranja y Rábano

Ingredientes:

1 naranja grande, sin piel

1 taza de rábanos, en trozos

1 manzana mediana, sin piel y en gajos

1 taza de Lechuga iceberg, en trozos

1 taza de berro, en trozos

1 cucharada de miel cruda

Preparación:

Pelar la naranja y dividirla en gajos. Dejar a un lado.

Lavar los rábanos y recortar las partes verdes. Trozar y rellenar un vaso medidor. Dejar a un lado.

Lavar la manzana y cortarla por la mitad. Remover el centro y trozar. Dejar a un lado.

Lavar la lechuga y berro. Colar y romper con las manos.

Combinar la naranja, rábanos, manzana, lechuga y berro en

una juguera, y pulsar.

Transferir a vasos y añadir hielo antes de servir.

Información nutricional por porción: Kcal: 150, Proteínas: 7.3g, Carbohidratos: 53.4g, Grasas: 0.8g

11.   Jugo de Arándanos Agrios y Miel

Ingredientes:

1 taza de arándanos agrios frescos

1 cucharada de miel cruda

2 tazas de cerezas, sin carozo

1 taza de puerro, en trozos

1 cucharada de menta fresca, picada

Preparación:

Lavar los arándanos agrios y cerezas bajo agua fría. Colar y dejar a un lado.

Cortar las cerezas por la mitad. Remover los carozos y dejar a un lado.

Lavar el puerro y trozarlo. Dejar a un lado.

Combinar los arándanos agrios, cerezas, puerro y menta en una juguera, y pulsar.

Transferir a vasos y añadir la miel.

Agregar hielo y servir.

Información nutricional por porción: Kcal: 248, Proteínas: 5g, Carbohidratos: 75.5g, Grasas: 1g

12. Jugo de Coco y Damasco

Ingredientes:

1 taza de damascos, en rodajas

½ taza de agua de coco pura, sin endulzar

1 cucharada de azúcar de coco

1 taza de mango, en trozos

Preparación:

Lavar los damascos y cortarlos por la mitad. Remover los carozos y trozar. Dejar a un lado.

Pelar el mango y trozarlo. Rellenar un vaso medidor y reservar el resto en la nevera.

Combinar los damascos, mango y agua de coco en una juguera. Pulsar.

Transferir a vasos y añadir el azúcar de coco.

Agregar cubos de hielo y servir inmediatamente.

Información nutricional por porción: Kcal: 155, Proteínas: 3.6g, Carbohidratos: 43g, Grasas: 1.2g

13.   Jugo de Coliflor e Hinojo

Ingredientes:

1 taza de coliflor, en trozos

1 taza de hinojo, en rodajas

1 taza de verdes de remolacha, en trozos

1 taza de apio, en trozos

1 taza de lechuga roja, rallada

1 taza de lechuga romana, rallada

1 pomelo grande

½ taza de agua de coco pura

1 cucharadita de miel

Preparación:

Recortar las hojas externas de la coliflor. Lavar y trozar. Reservar el resto en la nevera.

Lavar el bulbo de hinojo y recortar las hojas marchitas. Trozar y dejar a un lado.

Combinar los verdes de remolacha, lechuga roja y lechuga romana en un colador, y lavar bajo agua fría. Colar y trozar. Dejar a un lado.

Pelar el pomelo y dividirlo en gajos. Dejar a un lado.

Lavar y trozar el apio. Dejar a un lado.

Procesar la coliflor, hinojo, verdes de remolacha, apio, lechuga y pomelo en una juguera. Transferir a vasos y añadir el agua de coco y miel.

Agregar hielo y servir.

Información nutricional por porción: Kcal: 163, Proteínas: 8.3g, Carbohidratos: 56.3g, Grasas: 1.2g

14. Jugo de Espinaca y Durazno

Ingredientes:

1 durazno grande, en trozos

1 taza de espinaca bebé, en trozos

2 manzanas doradas deliciosas grandes, sin piel ni semillas

½ taza de agua

1 zanahoria grande, en rodajas

½ limón entero

Preparación:

Lavar el durazno y cortarlo por la mitad. Remover el carozo y trozar. Dejar a un lado.

Lavar la espinaca bebé y romper con las manos. Dejar a un lado.

Lavar las manzanas y cortarlas por la mitad. Remover el centro y trozar. Dejar a un lado.

Lavar la zanahoria y cortarla en rodajas gruesas. Dejar a un lado.

Pelar el limón y cortarlo por la mitad. Reservar el resto.

Combinar el durazno, espinaca, manzanas, zanahoria y limón en una juguera, y pulsar.

Transferir a vasos y refrigerar 10 minutos antes de servir.

Información nutricional por porción: Kcal: 297, Proteínas: 5.5g, Carbohidratos: 87.5g, Grasas: 1.5g

15.   Jugo de Banana y Espina

Ingredientes:

1 banana grande, sin piel

1 taza de espinaca, en trozos

2 limones enteros, sin piel

1 rodaja de jengibre, sin piel

1 cucharadita de miel

Preparación:

Pelar la banana y trozarla. Dejar a un lado.

Lavar la espinaca bajo agua fría, colar y romper con las manos. Dejar a un lado.

Pelar los limones y cortarlos por la mitad. Dejar a un lado.

Pelar el jengibre y picarlo. Dejar a un lado.

Combinar la banana, espinaca, limones y jengibre en una juguera, y pulsar.

Transferir a vasos y añadir la miel.

Agregar hielo y servir.

Información nutricional por porción: Kcal: 139, Proteínas: 4.5g, Carbohidratos: 44.4g, Grasas: 1.2g

16. Jugo de Kiwi y Manzana

Ingredientes:

2 kiwis grandes, sin piel

1 manzana mediana, sin centro

1 taza de espinaca fresca

1 pepino grande

1 rodaja de jengibre pequeña, 1 pulgada

Preparación:

Pelar los kiwis y cortarlos por la mitad. Dejar a un lado.

Lavar la manzana y remover el centro. Trozar y dejar a un lado.

Lavar la espinaca y romper con las manos. Dejar a un lado.

Lavar el pepino y cortarlo en rodajas. Dejar a un lado.

Pelar el jengibre y dejar a un lado.

Procesar la espinaca, kiwis, manzana, pepino y jengibre en una juguera.

Transferir a un vaso y añadir hielo antes de servir.

Información nutricional por porción: Kcal: 201, Proteínas: 13.2g, Carbohidratos: 56.5g, Grasas: 2.6g

17.   Jugo de Frutilla y Naranja

Ingredientes:

1 taza de frutillas frescas

1 naranja grande, sin piel

1 taza de arándanos agrios frescos

2 onzas de agua de coco

Preparación:

Combinar las frutillas y arándanos agrios en un colador, y lavar bajo agua fría. Colar y dejar a un lado.

Pelar la naranja y dividirla en gajos. Dejar a un lado.

Combinar los arándanos agrios, frutillas y naranja en una juguera, y pulsar.

Transferir a vasos y añadir el agua de coco.

Agregar hielo y servir inmediatamente.

Información nutricional por porción: Kcal: 137, Proteínas: 3.1g, Carbohidratos: 46.7g, Grasas: 0.7g

18. Jugo de Sandía y Miel

Ingredientes:

1 taza de sandía, sin semillas

1 cucharada de miel líquida

1 taza de arándanos frescos

1 taza de frambuesas frescas

1 taza de arándanos agrios frescos

1 limón grande, sin piel

Preparación:

Cortar la sandía por la mitad. Para una taza, necesitará un gajo grande. Pelarlo y trozarlo. Remover las semillas y dejar a un lado. Reservar el resto en la nevera.

Combinar los arándanos, frambuesas y arándanos agrios en un colador, y lavar bajo agua fría. Colar y dejar a un lado.

Pelar el limón y cortarlo por la mitad. Dejar a un lado.

Procesar la sandía, arándanos, frambuesas, arándanos agrios y limón en una juguera. Transferir a vasos y añadir la miel líquida.

Agregar cubos de hielo antes de servir.

Información nutricional por porción: Kcal: 230, Proteínas: 4.1g, Carbohidratos: 53.1g, Grasas: 1.7g

19.   Jugo de Jengibre y Calabaza

Ingredientes:

1 cucharadita de jengibre, molido

1 taza de calabaza de bellota, en cubos

1 taza de calabaza, en cubos

1 taza de zapallo calabaza, en cubos

1 pepino grande

Preparación:

Lavar el zapallo calabaza y cortarlo por la mitad. Remover las semillas, trozar y dejar a un lado. Reservar el resto para otro jugo.

Pelar la calabaza y cortarla por la mitad. Remover las semillas, cortar un gajo grande y pelarlo. Trozar y dejar a un lado. Reservar el resto.

Pelar el zapallo y remover las semillas. Cortar en cubos y reservar el resto para otro jugo.

Lavar el pepino y cortarlo en rodajas. Dejar a un lado.

Combinar la calabaza de bellota, calabaza y zapallo en una juguera, y pulsar. Transferir a vasos y añadir el jengibre.

Agregar hielo y servir inmediatamente.

Información nutricional por porción: Kcal: 140, Proteínas: 5.8g, Carbohidratos: 40.1g, Grasas: 0.9g

20. Jugo de Col Rizada y Berro

Ingredientes:

1 bulbo de hinojo, recortado

1 taza de col rizada fresca

1 taza de berro

1 taza de albahaca fresca

1 pepino grande

3 cucharadas de perejil fresco

Un puñado de espinaca

Preparación:

Combinar la col rizada, berro, albahaca, perejil y espinaca en un colador, y lavar bajo agua fría. Colar y romper con las manos. Dejar a un lado.

Lavar el bulbo de hinojo y recortar las hojas marchitas. Trozar y dejar a un lado.

Lavar el pepino y cortarlo en rodajas. Dejar a un lado.

Procesar la col rizada, berro, hinojo, albahaca, perejil, espinaca y pepino en una juguera.

Transferir a un vaso y añadir la pimienta cayena. Puede agregar sal.

Refrigerar 10 minutos antes de servir.

Información nutricional por porción: Kcal: 280, Proteínas: 6.1g, Carbohidratos: 84.2g, Grasas: 1.3g

21.   Jugo de Tomate y Remolacha

Ingredientes:

1 tomate Roma mediano, en trozos

1 taza de remolachas, recortadas

1 taza de albahaca fresca, en trozos

1 cucharadita de jengibre, molido

1 cucharada de perejil fresco, en trozos

Preparación:

Lavar el tomate y ponerlo en un tazón. Cortarlo en cuartos y reservar el jugo. Dejar a un lado.

Lavar la remolacha y recortar las puntas. Trozar y dejar a un lado.

Lavar la albahaca y romper con las manos. Dejar a un lado.

Procesar el tomate, remolacha, albahaca y jengibre en una juguera.

Transferir a un vaso y refrigerar 10 minutos antes de servir.

Información nutricional por porción: Kcal: 99, Proteínas: 6.4g, Carbohidratos: 28.7g, Grasas: 1.2g

22.   Jugo de Cereza y Manzana

Ingredientes:

1 taza de cerezas frescas, sin carozo

2 manzanas rojas grandes, sin centro

1 banana grande, en trozos

1 taza de berro

Un puñado de espinaca fresca

Preparación:

Lavar las cerezas bajo agua fría. Colar y cortarlas por la mitad. Remover los carozos y dejar a un lado.

Lavar la manzana y cortarla por la mitad. Remover el centro y trozar. Dejar a un lado.

Pelar la banana y trozarla. Dejar a un lado.

Combinar el berro y espinaca en un colador, y lavar bien. Romper con las manos y dejar a un lado.

Combinar las cerezas, manzanas, banana, berro y espinaca en una juguera, y pulsar.

Transferir a un vaso y añadir algunos cubos de hielo antes de servir.

Información nutricional por porción: Kcal: 390, Proteínas: 6.6g, Carbohidratos: 113g, Grasas: 1.7g

23.   Jugo de Calabacín y Sandía

Ingredientes:

1 calabacín mediano, sin piel y en trozos

1 taza de sandía, en cubos

2 tazas de uvas verdes

1 rodaja de jengibre, 1 pulgada

1 cucharada de menta fresca, picada

Preparación:

Lavar el calabacín y cortarlo por la mitad. Remover las semillas, trozar y dejar a un lado.

Cortar la sandía por la mitad. Para una taza, necesitará un gajo grande. Pelarlo y trozarlo. Remover las semillas y dejar a un lado. Reservar el resto.

Lavar las uvas bajo agua fría. Colar y dejar a un lado.

Pelar el jengibre y dejar a un lado.

Procesar el calabacín, sandía, uvas y jengibre en una juguera.

Transferir a vasos y decorar con menta.

Refrigerar 10 minutos antes de servir.

Información nutricional por porción: Kcal: 308, Proteínas: 5.7g, Carbohidratos: 81.3g, Grasas: 2.1g

24. Jugo de Manzana

Ingredientes:

2 manzanas verdes medianas, sin centro

1 batata pequeña, sin piel

2 zanahorias grandes, en rodajas

1 naranja grande, sin piel

¼ cucharadita de especia de calabaza

Preparación:

Lavar las manzanas y cortarlas por la mitad. Remover el centro y trozar. Dejar a un lado.

Pelar la batata y ponerla en una olla de agua hirviendo. Cocinar por 5 minutos, remover del fuego y colar. Dejar enfriar.

Lavar la zanahoria y cortarla en rodajas finas. Dejar a un lado.

Pelar la naranja y dividirla en gajos. Cortar cada gajo por la mitad y dejar a un lado.

Combinar las manzanas, batata, zanahoria y naranja en una juguera. Pulsar, transferir a un vaso y añadir la especia de calabaza.

Agregar hielo y servir inmediatamente.

Información nutricional por porción: Kcal: 147, Proteínas: 2.1g, Carbohidratos: 35.4g, Grasas: 0.1g

25.   Jugo de Manzana y Chía

Ingredientes:

2 manzanas grandes, sin centro

1 cucharada de semillas de chía

3 zanahorias grandes, en rodajas

½ cucharadita de jengibre, molido

Preparación:

Lavar las manzanas. Cortarlas por la mitad y remover el centro. Trozar y dejar a un lado.

Lavar y cortar las zanahorias en rodajas. Dejar a un lado.

Procesar en una juguera, transferir a un vaso y añadir las semillas de chía.

Refrigerar 10 minutos para que la chía absorba el líquido. Agregar agua para ajustar el espesor.

Información nutricional por porción: Kcal: 177, Proteínas: 3.2g, Carbohidratos: 28.4g, Grasas: 4.6g

26.   Jugo de Calabaza y Brócoli

Ingredientes:

½ calabaza amarilla, sin piel y en trozos

1 brócoli mediano, en trozos

½ taza de col rizada fresca

1 manzana grande, sin centro

¼ taza de espinaca fresca

4 zanahorias pequeñas

Preparación:

Pelar la calabaza y cortarla por la mitad. Remover las semillas y trozar. Reservar el resto en la nevera.

Lavar y trozar las zanahorias. Combinarlas con la calabaza.

Lavar y remover el centro de la manzana. Trozar y añadir a los ingredientes restantes.

Combinar la espinaca y col rizada en un tazón mediano y añadir agua hasta cubrir. Remojar por 15 minutos.

Combinar la calabaza, brócoli, manzana y zanahorias en una juguera. Colar la col rizada y espinaca, y añadirlas a la juguera. Pulsar.

Transferir a vasos y refrigerar 10 minutos antes de servir.

Información nutricional por porción: Kcal: 81, Proteínas: 2.3g, Carbohidratos: 18.4g, Grasas: 0.2g

27.   Jugo de Pepino y Apio

Ingredientes:

1 pepino grande, en rodajas

1 tallo de apio, en trozos

½ taza de col rizada fresca

1 lima grande, sin piel

Preparación:

Lavar y trozar el pepino y apio. Añadirlo al tazón con la lima.

Remojar la col rizada en agua por 15 minutos. Dejar a un lado.

Pelar la lima y trozarla. Ponerla en un tazón y dejar a un lado.

Colar la col rizada y procesarla con el pepino, lima y apio.

Transferir a vasos y refrigerar, o agregar hielo y servir inmediatamente.

Información nutricional por porción: Kcal: 171, Proteínas: 3.2g, Carbohidratos: 47.3g, Grasas: 1.3g

28.   Jugo de Pera y Lima

Ingredientes:

1 pera grande, sin centro

1 lima, sin piel

1 taza de uvas verdes

2 pepinos grandes, en rodajas

Preparación:

Lavar la pera y remover el centro. Trozar y dejar a un lado.

Pelar la lima y cortarla en cuartos. Dejar a un lado.

Lavar las uvas verdes bajo agua fría y colar. Dejar a un lado.

Lavar los pepinos y cortarlos en rodajas. Dejar a un lado.

Combinar la pera, lima, uvas y pepino en una juguera. Pulsar, transferir a un vaso y revolver.

Refrigerar 10 minutos antes de servir.

Información nutricional por porción: Kcal: 113, Proteínas:

18.3g, Carbohidratos: 31.3g, Grasas: 0.1g

29. Jugo de Zanahoria y Limón

Ingredientes:

3 zanahorias grandes, en rodajas

1 limón grande, sin piel

1 pepino mediano, en rodajas

1 pera grande, sin centro

¼ taza de menta fresca

½ taza de brócoli, en trozos

1 rodaja de jengibre pequeña, 1 pulgada

½ cucharadita de polvo de té verde

2 onzas de agua

Preparación:

Lavar las zanahorias y trozarlas. Dejar a un lado.

Pelar el limón y cortarlo en cuartos.

Lavar y trozar el pepino. Dejar a un lado.

Lavar la pera y remover el centro. Trozar y dejar a un lado.

Combinar el brócoli y menta en un colador, y lavar bajo agua fría. Colar y dejar a un lado.

Pelar el jengibre y dejar a un lado.

Combinar el polvo de té y agua caliente en una taza pequeña. Dejar reposar por 5 minutos.

Combinar las zanahorias, limón, pepino, pera, menta, brócoli y jengibre en una juguera. Pulsar.

Transferir a un vaso y añadir la mezcla de té.

Refrigerar 5 minutos antes de servir.

Información nutricional por porción: Kcal: 141, Proteínas: 5.5g, Carbohidratos: 45.7g, Grasas: 0.9g

30.   Jugo de Frutilla y Zanahoria

Ingredientes:

1 taza de frutillas frescas, en trozos

1 zanahoria grande, en rodajas

1 manzana verde mediana, sin centro y en trozos

1 naranja mediana, en gajos

1 taza de pepino, en rodajas

Preparación:

Lavar las frutillas y remover las ramas. Trozar y dejar a un lado.

Lavar la zanahoria y cortarla en rodajas finas. Dejar a un lado.

Lavar la manzana y cortarla por la mitad. Remover el centro y trozar. Dejar a un lado.

Pelar la naranja y dividirla en gajos. Dejar a un lado.

Lavar el pepino y cortarlo en rodajas. Dejar a un lado.

Procesar las frutillas, zanahorias, manzana, naranja y pepino en una juguera. Transferir a un vaso y refrigerar 5 minutos antes de servir.

Información nutricional por porción: Kcal: 104, Proteínas: 3.9g, Carbohidratos: 31.2g, Grasas: 1.1g

31.   Jugo de Pepino y Manzana

Ingredientes:

1 pepino grande, en rodajas

1 manzana roja grande, sin centro

2 remolachas medianas, recortadas

1 lima grande, sin piel

¼ cucharadita de jengibre, molido

Preparación:

Lavar el pepino y cortarlo en rodajas. Dejar a un lado.

Lavar la manzana y remover el centro. Trozar y dejar a un lado.

Lavar la remolacha y recortar las puntas verdes. Trozar y dejar a un lado.

Pelar la lima y cortarla en cuartos. Dejar a un lado.

Procesar el pepino, manzana, remolacha y lima en una juguera. Transferir a vasos y añadir hielo antes de servir.

Información nutricional por porción: Kcal: 109, Proteínas: 2.8g, Carbohidratos: 33.6g, Grasas: 0.7g

32.   Jugo de Manzana y Limón

Ingredientes:

1 manzana verde, sin centro

1 limón grande, sin piel

1 brócoli grande, en trozos

1 pepino grande, en rodajas

¼ cucharadita de extracto de menta

½ taza de menta fresca

Preparación:

Lavar la manzana y remover el centro. Trozar y dejar a un lado.

Pelar el limón y cortarlo en cuartos.

Lavar el brócoli y trozar. Dejar a un lado.

Lavar el pepino y cortarlo en rodajas. Dejar a un lado.

Lavar la menta fresca y remojar en agua 5 minutos.

Combinar la manzana, limón, brócoli, pepino y menta en

una juguera, y pulsar.

Transferir a vasos y añadir el extracto de menta.

Decorar con menta extra y añadir hielo antes de servir.

Información nutricional por porción: Kcal: 191, Proteínas: 2.3g, Carbohidratos: 28.4g, Grasas: 1.7g

33.   Jugo de Pomelo y Granada

Ingredientes:

2 damascos grandes, sin carozo

1 taza de semillas de granada

2 naranjas grandes, sin piel

1 taza de uvas verdes

1 limón grande, sin piel

1 rodaja de jengibre pequeña, sin piel

Preparación:

Lavar los damascos y cortarlos por la mitad. Remover los carozos y trozar. Dejar a un lado.

Cortar la parte superior de la granada y deslizar hacia las membranas blancas. Remover las semillas a un vaso medidor y dejar a un lado.

Pelar las naranjas y dividirlas en gajos. Dejar a un lado.

Pelar el limón y cortarlo por la mitad. Dejar a un lado.

Pelar el jengibre y dejar a un lado.

Combinar los damascos, granada, naranjas, limón y jengibre en una juguera. Pulsar y transferir a vasos. Refrigerar 20 minutos antes de servir.

Información nutricional por porción: Kcal: 294, Proteínas: 7.2g, Carbohidratos: 88.9g, Grasas: 2.3g

34.   Jugo de Manzana y Pepino

Ingredientes:

1 manzana roja grande, sin centro

1 pepino grande, en rodajas

1 taza de arándanos

1 taza de menta fresca, en trozos

2 onzas de agua de coco

Preparación:

Lavar la manzana y cortarla por la mitad. Remover el centro y trozar. Dejar a un lado.

Lavar el pepino y pelarlo. Cortar en rodajas y dejar a un lado.

Poner los arándanos en un colador y lavar bajo agua fría. Colar y dejar a un lado.

Lavar la menta y romper con las manos. Dejar a un lado.

Combinar la manzana, pepino, arándanos y menta en una juguera. Pulsar y transferir a un vaso. Añadir el agua de coco y refrigerar 10 minutos, o agregar hielo antes de servir.

Información nutricional por porción: Kcal: 258, Proteínas: 4.7g, Carbohidratos: 74.6g, Grasas: 1.6g

35.   Jugo de Frambuesa y Kiwi

Ingredientes:

1 taza de frambuesas

1 kiwi grande, sin piel

2 tazas de sandía, en trozos

1 naranja grande, sin piel

2 onzas agua de coco

Preparación:

Lavar las frambuesas bajo agua fría. Colar y dejar a un lado.

Pelar el kiwi y cortarlo por la mitad. Dejar a un lado.

Cortar la sandía por la mitad. Para dos tazas, necesitará dos gajos grandes. Pelarlos y trozarlos. Remover las semillas y dejar a un lado. Reservar el resto. Dejar a un lado.

Pelar la naranja y dividirla en gajos. Dejar a un lado.

Combinar las frambuesas, kiwi, sandía y naranja en una juguera. Pulsar y transferir a un vaso. Añadir el agua de coco y refrigerar 10 minutos antes de servir.

Información nutricional por porción: Kcal: 232, Proteínas: 5.8g, Carbohidratos: 71.4g, Grasas: 1.8g

36.   Jugo de Chirivías y Perejil

Ingredientes:

1 taza de chirivías, en rodajas

1 cucharada de perejil fresco, en trozos

3 pimientos rojos grandes, en trozos

1 taza de zapallo calabaza, en cubos

2 onzas de agua

Preparación:

Lavar las chirivías y pelarlas. Cortar en rodajas finas y dejar a un lado.

Lavar los pimientos rojos y cortarlos por la mitad. Remover las semillas y trozar.

Pelar el zapallo calabaza y remover las semillas. Cortar en cubos y rellenar un vaso medidor. Reservar el resto en la nevera.

Combinar las chirivías, perejil, pimientos y zapallo calabaza en una juguera. Pulsar y transferir a vasos. Agregar el agua y hielo.

Servir inmediatamente.

Información nutricional por porción: Kcal: 238, Proteínas: 7.9g, Carbohidratos: 70.2g, Grasas: 2.1g

37.   Jugo de Granada y Manzana

Ingredientes:

1 taza de semillas de granada

1 manzana verde grande, sin centro y en trozos

1 papaya grande, sin piel y en trozos

1 cucharada de menta fresca, en trozos

2 onzas de agua

Preparación:

Cortar la parte superior de la granada y deslizar hacia las membranas blancas. Remover las semillas a un vaso medidor y dejar a un lado.

Lavar la manzana y cortarla por la mitad. Remover el centro y trozar. Dejar a un lado.

Pelar la papaya y cortarla por la mitad. Remover las semillas negras y pulpa. Trozar y dejar a un lado.

Combinar la granada, manzana, papaya y menta en una juguera, y pulsar. Transferir a vasos, añadir agua y

refrigerar 10 minutos antes de servir.

Información nutricional por porción: Kcal: 438, Proteínas: 6.1g, Carbohidratos: 129g, Grasas: 3.4g

38.   Jugo de Lima y Guayaba

Ingredientes:

1 taza de trozos de ananá

2 limas grandes, sin piel

1 taza de guayaba, en trozos

1 pepino grande, en rodajas

1 cucharada de albahaca fresca, en trozos

2 onzas de agua

Preparación:

Pelar las limas y cortarlas por la mitad. Dejar a un lado.

Lavar la guayaba y trozarla. Rellenar un vaso medidor y reservar el resto en la nevera.

Cortar la parte superior del ananá y pelarlo. Trozar y rellenar un vaso medidor. Reservar el resto en la nevera.

Lavar el pepino y cortarlo en rodajas. Dejar a un lado.

Combinar las limas, guayaba, ananá, pepino y albahaca en

una juguera. Pulsar y transferir a vasos. Añadir el agua y refrigerar 10 minutos antes de servir.

Información nutricional por porción: Kcal: 158, Proteínas: 4.7g, Carbohidratos: 47.9g, Grasas: 1.1g

39.   Jugo de Manzana y Nuez Moscada

Ingredientes:

1 manzana verde grande, sin centro

¼ cucharadita de nuez moscada, molida

1 taza de arándanos agrios

1 pera grande, sin centro

3 frutillas grandes, en trozos

1 naranja grande, sin piel

2 onzas de agua de coco

Preparación:

Lavar la manzana y cortarla por la mitad. Remover el centro y trozar. Dejar a un lado.

Lavar los arándanos agrios bajo agua fría. Colar y dejar a un lado.

Lavar la pera y cortarla por la mitad. Remover el centro y trozar. Dejar a un lado.

Lavar las frutillas y trozarlas. Dejar a un lado.

Pelar la naranja y dividirla en gajos. Dejar a un lado.

Combinar la pera, manzana, frutillas, naranja y nuez moscada en una juguera. Pulsar y transferir a un vaso.

Añadir el agua y refrigerar o agregar hielo antes de servir.

Información nutricional por porción: Kcal: 158, Proteínas: 4.7g, Carbohidratos: 47.9g, Grasas: 1.1g

40. Jugo de Verdes de Ensalada y Berro

Ingredientes:

1 taza de verdes de ensalada, en trozos

1 taza de berro, en trozos

1 taza de espárragos, recortados

1 pimiento verde, en trozos

1 pepino grande, en rodajas

2 onzas de agua

¼ cucharadita de sal

Preparación:

Combinar los verdes de ensalada y berro en un colador. Lavar bajo agua fría y romper con las manos. Dejar a un lado.

Lavar los espárragos y recortar las puntas. Trozar y rellenar un vaso medidor. Reservar el resto.

Lavar el pimiento y cortarlo por la mitad. Remover las semillas y trozar. Dejar a un lado.

Lavar el pepino y cortarlo en rodajas. Dejar a un lado.

Combinar los verdes de ensalada, berro, espárragos, pimiento y pepino en una juguera, y pulsar. Transferir a un vaso y añadir la sal y agua.

Refrigerar 10 minutos antes de servir.

Información nutricional por porción: Kcal: 86, Proteínas: 8.2g, Carbohidratos: 26.1g, Grasas: 1g

41.   Jugo de Acelga y Lechuga

Ingredientes:

1 taza de Acelga, en trozos

1 taza de lechuga roja, en trozos

1 taza de batatas, sin piel

1 hinojo grande, en trozos

1 taza de espinaca fresca, en trozos

1 cabeza de coliflor pequeña, en trozos

1 limón grande, sin piel

Preparación:

Combinar la acelga, lechuga roja y espinaca en un colador. Lavar bajo agua fría y colar. Romper con las manos y dejar a un lado.

Pelar la batata y trozarla. Rellenar un vaso y reservar el resto para otro jugo.

Lavar el bulbo de hinojo y recortar las hojas marchitas. Trozar y dejar a un lado.

Recortar las hojas externas de la coliflor. Lavar y trozar. Dejar a un lado.

Pelar el limón y cortarlo por la mitad. Dejar a un lado.

Combinar la acelga, lechuga, batata, hinojo, coliflor y limón en una juguera, y pulsar. Transferir a vasos y añadir hielo antes de servir.

Información nutricional por porción: Kcal: 218, Proteínas: 14.3g, Carbohidratos: 67.7g, Grasas: 1.9g

42. Jugo de Pimiento y Pepino

Ingredientes:

1 pimiento amarillo grande, en trozos

1 pepino grande, en rodajas

1 bulbo de hinojo mediano, en trozos

1 taza de Brotes de Bruselas, por la mitad

¼ cucharadita de sal

2 onzas de agua

Preparación:

Lavar el pimiento y cortarlo por la mitad. Remover las semillas y trozar. Dejar a un lado.

Lavar el pepino y cortarlo en rodajas. Dejar a un lado.

Recortar el tallo de hinojo y capas marchitas. Trozar y dejar a un lado.

Recortar las hojas externas y lavar los brotes de Bruselas. Cortarlos por la mitad y dejar a un lado.

Combinar los pimientos, pepino, hinojo y brotes de Bruselas en una juguera. Pulsar y añadir la sal y agua. Refrigerar 5 minutos antes de servir.

Información nutricional por porción: Kcal: 151, Proteínas: 9.7g, Carbohidratos: 47.6g, Grasas: 1.4g

43.   Jugo de Moras y Pepino

Ingredientes:

1 taza de moras

1 pepino grande, en rodajas

5 ciruelas enteras, sin carozo

1 taza de repollo morado, en trozos

2 onzas de agua

Preparación:

Lavar las moras bajo agua fría usando un colador. Colar y dejar a un lado.

Lavar el pepino y cortarlo en rodajas. Dejar a un lado.

Lavar las ciruelas y cortarlas por la mitad. Remover los carozos y cortar en cuartos. Dejar a un lado.

Lavar el repollo bajo agua fría. Colar y trozar. Dejar a un lado.

Combinar las ciruelas, repollo, moras y pepino en una juguera, y pulsar. Transferir a vasos y añadir el agua.

Refrigerar 10 minutos antes de servir.

Información nutricional por porción: Kcal: 221, Proteínas: 7.5g, Carbohidratos: 69.1g, Grasas: 2.1g

44.   Jugo de Remolacha y Albahaca

Ingredientes:

1 taza de remolacha, en trozos

1 taza de albahaca fresca, en trozos

2 tazas de frambuesas

1 manzana verde grande, sin centro

1 limón grande, sin piel

3 onzas de agua

Preparación:

Lavar la remolacha y recortar las puntas verdes. Trozar y rellenar un vaso medidor. Reservar los verdes para otro jugo.

Lavarla albahaca bajo agua fría y romper con las manos. Dejar a un lado.

Lavar las frambuesas bajo agua fría. Colar y dejar a un lado.

Lavar la manzana y cortarla por la mitad. Remover el centro y trozar. Dejar a un lado.

Pelar el limón y cortarlo por la mitad. Dejar a un lado.

Combinar la remolacha, albahaca, frambuesas, manzana y limón en una juguera. Pulsar.

Añadir el agua y refrigerar 5 minutos antes de servir.

Información nutricional por porción: Kcal: 218, Proteínas: 7.5g, Carbohidratos: 76.4g, Grasas: 2.5g

45.   Jugo de Granada y Limón

Ingredientes:

1 taza de semillas de granada

1 limón grande, sin piel

1 damasco grande, sin carozo

1 naranja grande, en gajos

1 zanahoria grande, sin piel

2 onzas de agua de coco

Preparación:

Cortar la parte superior de la granada y deslizar hacia las membranas blancas. Remover las semillas a un vaso medidor y dejar a un lado.

Pelar el limón y cortarlo por la mitad. Dejar a un lado.

Lavar el damasco y cortarlo por la mitad. Remover el carozo y trozar. Dejar a un lado.

Pelar la naranja y dividirla en gajos. Dejar a un lado.

Pelar y lavar la zanahoria. Cortarla en rodajas y dejar a un lado.

Combinar las semillas de granada, limón, damasco, naranja y zanahoria en una juguera. Pulsar y transferir a un vaso. Añadir el agua de coco y algunos cubos de hielo antes de servir.

Información nutricional por porción: Kcal: 241, Proteínas: 7.3g, Carbohidratos: 73.9g, Grasas: 2.3g

46. Jugo de Col Rizada y Perejil

Ingredientes:

1 taza de col rizada fresca, en trozos

1 taza de perejil fresco, en trozos

2 tazas de brócoli, recortado

1 manzana verde grande, en trozos

1 taza de espinaca fresca, en trozos

2 onzas de agua

Preparación:

Combinar la col rizada, perejil y espinaca en un colador, y lavar bajo agua fría. Colar y romper con las manos. Dejar a un lado.

Lavar el brócoli bajo agua fría y trozarlo. Dejar a un lado.

Lavar la manzana y cortarla por la mitad. Remover el centro y trozar. Dejar a un lado.

Combinar la col rizada, perejil, brócoli, manzana y espinaca en una juguera. Pulsar y añadir el agua.

Refrigerar 10 minutos antes de servir.

Información nutricional por porción: Kcal: 223, Proteínas: 20.4g, Carbohidratos: 62.1g, Grasas: 3.5g

47.   Jugo de Manzana y Frutilla

Ingredientes:

1 manzana roja grande, sin centro

2 frutillas grandes, en trozos

2 pomelos grandes, sin piel

1 nudo de jengibre pequeño, sin piel

2 onzas de agua de coco

Preparación:

Lavar la manzana y cortarla por la mitad. Remover el centro y trozar. Dejar a un lado.

Lavar las frutillas y trozarlas. Dejar a un lado.

Pelar los pomelos y dividirlos en gajos. Dejar a un lado.

Pelar el jengibre y dejarlo a un lado.

Combinar la manzana, frutillas, pomelo y jengibre en una juguera. Pulsar, transferir a un vaso y añadir el agua de coco. Refrigerar 10 minutos antes de servir.

Información nutricional por porción: Kcal: 302, Proteínas: 4.8g, Carbohidratos: 86.3g, Grasas: 1.7g

48.   Jugo de Pepino y Acelga

Ingredientes:

1 pepino grande, en rodajas

1 taza de Acelga, en trozos

2 tazas de calabaza, en cubos

1 manzana verde grande, sin centro

2 onzas de agua

¼ cucharadita de nuez moscada, molida

Preparación:

Lavar el pepino y cortarlo en rodajas. Dejar a un lado.

Lavar la acelga bajo agua fría. Colar y romper con las manos. Dejar a un lado.

Pelar la calabaza y cortarla por la mitad. Remover las semillas, cortar un gajo grande y pelarlo. Cortar en cubos y rellenar un vaso medidor. Reservar el resto.

Lavar la manzana y cortarla por la mitad. Remover el centro y trozar. Dejar a un lado.

Combinar la calabaza, manzana, pepino y acelga en una juguera. Pulsar y añadir el agua y nuez moscada.

Refrigerar 10 minutos antes de servir.

Información nutricional por porción: Kcal: 196, Proteínas: 5.8g, Carbohidratos: 55.4g, Grasas: 1.1g

49.   Jugo de Frijoles y Menta

Ingredientes:

1 taza de frijoles verdes, en trozos

1 taza de menta fresca, en trozos

2 tazas de apio, en trozos

1 taza de verdes de remolacha, en trozos

1 pepino grande, en rodajas

2 onzas de agua

¼ cucharadita de sal

Preparación:

Lavar los frijoles verdes y trozarlos. Remojar en agua caliente por 10 minutos. Colar y dejar a un lado.

Lavar y trozar el apio. Dejar a un lado.

Combinar la menta y verdes de remolacha en un colador. Lavar bajo agua fría y romper con las manos. Dejar a un lado.

Lavar el pepino y cortarlo en rodajas. Dejar a un lado.

Combinar los frijoles verdes, menta, apio, verdes de remolacha y pepino en una juguera. Pulsar y transferir a vasos. Añadir el agua y la sal.

Refrigerar 5 minutos antes de servir.

Información nutricional por porción: Kcal: 91, Proteínas: 6.1g, Carbohidratos: 26.1g, Grasas: 1g

50. Jugo de Limón y Kiwi

Ingredientes:

1 limón grande, sin piel

1 kiwi grande, sin piel

1 taza de frutillas, en trozos

2 duraznos grandes, sin carozo

1 manzana verde grande, sin centro

1 naranja grande, sin piel

2 onzas de agua

Preparación:

Pelar el limón y kiwi. Cortarlos por la mitad y dejar a un lado.

Lavar las frutillas bajo agua fría. Remover las partes verdes y trozar. Dejar a un lado.

Lavar los duraznos y cortarlos por la mitad. Remover los carozos y trozar. Dejar a un lado.

Lavar la manzana y cortarla por la mitad. Remover el centro y trozar. Dejar a un lado.

Combinar el limón, kiwi, frutillas, duraznos y manzana en una juguera, y pulsar. Transferir a vasos y añadir el agua. Agregar hielo y servir inmediatamente.

Información nutricional por porción: Kcal: 345, Proteínas: 7.8g, Carbohidratos: 105g, Grasas: 2.3g

51.   Jugo de Frambuesa y Damasco

Ingredientes:

1 taza de frambuesas

3 damascos grandes, sin carozo

1 taza de moras

1 manzana roja grande, sin centro

3 zanahorias grandes, sin piel

Preparación:

Combinar las frambuesas y moras en un colador. Lavar bajo agua fría y colar. Dejar a un lado.

Lavar los damascos y cortarlos por la mitad. Remover el carozo y trozar. Dejar a un lado.

Lavar la manzana y cortarla por la mitad. Remover el centro y trozar.

Lavar y pelar las zanahorias. Cortar en rodajas y dejar a un lado.

Combinar las moras, frambuesas, damascos, manzana y

zanahorias en una juguera. Pulsar y transferir a un vaso. Añadir el agua y refrigerar 10 minutos antes de servir.

Información nutricional por porción: Kcal: 301, Proteínas: 7.6g, Carbohidratos: 97.4g, Grasas: 2.9g

52.   Jugo de Palta y Menta

Ingredientes:

1 taza de palta, sin carozo

1 taza de menta fresca, en trozos

1 taza de frutillas, en trozos

1 manzana Granny Smith grande, sin centro y en trozos

1 limón grande, sin piel

1 pepino grande, en rodajas

Preparación:

Pelar la palta y cortarla por la mitad. Remover el carozo y trozar. Rellenar un vaso medidor y reservar el resto.

Lavar la menta y romper con las manos. Dejar a un lado.

Lavar las frutillas y trozarlas. Dejar a un lado.

Lavar la manzana y cortarla por la mitad. Remover el centro y trozar. Dejar a un lado.

Pelar el limón y cortarlo por la mitad. Dejar a un lado.

Lavar el pepino y cortarlo en rodajas. Dejar a un lado.

Combinar la palta, menta, frutillas, limón y pepino en una juguera, y pulsar. Transferir a un vaso y añadir el agua. Agregar hielo y servir inmediatamente.

Información nutricional por porción: Kcal: 376, Proteínas: 8.1g, Carbohidratos: 67.8g, Grasas: 23.3g

53.   Jugo de Arándanos Agrios y Ciruela

Ingredientes:

1 taza de arándanos agrios

4 ciruelas enteras, sin carozo

1 taza de semillas de granada

1 pimiento rojo grande, en trozos

1 manzana verde grande, sin centro

Preparación:

Lavar los arándanos agrios y colarlos. Dejar a un lado.

Lavar las ciruelas y cortarlas por la mitad. Remover los carozos y trozar. Dejar a un lado.

Cortar la parte superior de la granada y deslizar hacia las membranas blancas. Remover las semillas a un vaso medidor y dejar a un lado.

Lavar el pimiento y cortarlo por la mitad. Remover las semillas y trozar. Dejar a un lado.

Lavar la manzana y cortarla por la mitad. Remover el centro

y trozar. Dejar a un lado.

Combinar los arándanos agrios, ciruelas, granada y manzana en una juguera. Pulsar y añadir hielo antes de servir.

Información nutricional por porción: Kcal: 277, Proteínas: 6g, Carbohidratos: 83g, Grasas: 1.4g

OTROS TITULOS DE ESTE AUTOR

70 Recetas De Comidas Efectivas Para Prevenir Y Resolver Sus Problemas De Sobrepeso: Queme Calorías Rápido Usando Dietas Apropiadas y Nutrición Inteligente

Por

Joe Correa CSN

48 Recetas De Comidas Para Eliminar El Acné: ¡El Camino Rápido y Natural Para Reparar Sus Problemas de Acné En 10 Días O Menos!

Por

Joe Correa CSN

41 Recetas De Comidas Para Prevenir el Alzheimer: ¡Reduzca El Riesgo de Contraer La Enfermedad de Alzheimer De Forma Natural!

Por

Joe Correa CSN

70 Recetas De Comidas Efectivas Para El Cáncer De Mama: Prevenga Y Combata El Cáncer De Mama Con una Nutrición Inteligente y Alimentos Poderosos

Por

Joe Correa CSN

www.ingramcontent.com/pod-product-compliance
Lightning Source LLC
Chambersburg PA
CBHW030247030426
42336CB00009B/288